LA FORCE VITALE
À L'ÈRE DU NUMÉRIQUE

L'exemple de la chiropraxie

5-7, rue de l'École-Polytechnique, 75005 Paris

http://www.editions-harmattan.fr

ISBN : 978-2-343-21463-4
EAN : 9782343214634

Chantal Jolliot

LA FORCE VITALE À L'ÈRE DU NUMÉRIQUE

L'exemple de la chiropraxie

Essai

L'Harmattan

Du même auteur

De la chiropraxie, Méthode & profession à part entière, Éditions L'Harmattan, 2018.

La chiropraxie. Une méthode reconnue et méconnue, Éditions L'Harmattan, 2016.

La force vitale au cœur des principes de la chiropraxie, Une méthode dans l'histoire des idées et des sociétés, Éditions L'Harmattan, 2014.

Les Notions de force vitale et d'énergie. Permanence culturelle, nécessité conceptuelle, Éditions L'Harmattan, 2003.

La force vitale,
une illusion utile ?

Avertissement. Dans cet ouvrage, le masculin est utilisé pour désigner les personnes et les fonctions dans le but d'alléger le texte. La traduction française des citations est de l'auteur.

Sommaire

Avant-Propos
LA TERMINOLOGIE EN CHIROPRAXIE 11

I. ABORDER LE TEMPS LONG 13

II. LES ORIGINES 15

III. CONSTRUIRE UNE SCIENCE APPLIQUEE 23

IV. LE DEVENIR DES PRINCIPES 31

V. LA FORCE VITALE AU FIL DES DECENNIES 37

VI. À L'ERE DU NUMERIQUE 47

GLOSSAIRE 59

CHRONOLOGIE DE LA CHIROPRAXIE 61

LA CHIROPRAXIE EN FRANCE 65

BIBLIOGRAPHIE 67

Avant-propos

La terminologie en chiropraxie

La terminologie de la chiropraxie à ses débuts est en anglais. Elle est *chiropractic* pour la méthode et *chiropractor* pour le praticien. Elle a été maintenue au fil des décennies. On utilise aussi dorénavant les termes *chiropractic medicine*.

La terminologie en langue française est variable selon les époques et selon les pays. Le terme « chiropraxie » apparaît en France dans les années trente du XXe siècle. La terminologie retenue par le législateur français en 2002 puis en 2011 est « chiropraxie » pour la méthode et « chiropracteur » pour le praticien. La forme du féminin, « chiropractrice », qui dérive régulièrement du terme chiropracteur est rarement usitée. On a également utilisé en France les termes « chiropractie, chiropractique et chiropratique ». Dans l'usage courant ces termes sont souvent utilisés de manière changeante, ce qui est source de confusion.

Dans les autres pays de langue française, la terminologie est « chiropratique » pour la méthode et « chiropraticien, chiropraticienne » pour les praticiens.

I

Aborder le temps long

Il faut revenir aux origines qui préparent et orientent l'avenir. La chiropraxie, aujourd'hui plus que centenaire, plonge ses racines dans des thèmes pérennes et des traditions qui font partie de l'histoire des idées et des sociétés.

Que propose la chiropraxie ? Elle s'intéresse particulièrement à la colonne vertébrale, carrefour entre l'appareil locomoteur, qui permet le mouvement, et l'appareil nerveux, qui coordonne les fonctions de l'organisme. Selon la théorie chiropratique des perturbations de la statique et de la dynamique de la colonne vertébrale peuvent avoir des répercussions sur le maintien et le rétablissement de la santé.

Si l'originalité d'une méthode de santé réside dans la teneur de ses principes fondamentaux, elle réside aussi, et tout autant, dans la manière dont les praticiens les mettent en oeuvre, les remanient et les transmettent ; dans le style des relations qui s'instaurent avec les patients ; également dans la manière dont la profession envisage son statut et oriente son devenir. Dans le même temps, une méthode de santé réagit à l'évolution des sciences, des techniques et des sociétés ; et elle y participe.

Les chiropracteurs ressentent vivement l'ensemble de ces responsabilités, ce que l'on constate dans la diversité de leurs réflexions et de leurs initiatives. Nous allons tenter de les suivre tout au long de leur histoire.

Nous verrons que la chiropraxie, méthode naturelle, qui ne recourt pas à la prescription de médicaments, représente, dans le champ d'application qui est le sien, une conception originale de la santé et du bien-être en accord avec les aspirations de nos contemporains pour le respect de la personne dans son cadre naturel. Son projet est étonnamment moderne, comme il le fut à ses débuts. De ce fait, la méthode chiropratique continue de se situer dans l'histoire des idées et des sociétés.

Les pages qui suivent sont suscitées par l'évolution des pratiques de santé ; elles sont aussi, bien entendu, dans la continuité de publications antérieures. Des thèmes seront soulignés, d'autres minorés, selon la question posée à propos de la fonction de la force vitale à l'ère des techniques du numérique. Quelles qu'en soient les interprétations elle peut avoir une signification et jouer un rôle.

La situation de l'auteur, à la fois dans le courant de l'ethnologie et dans celui de la chiropraxie, est quelque peu particulière. Mais c'est aussi une situation propice qui invite à élargir les perspectives afin de les enrichir mutuellement, que ce soit aux origines ou dans le temps long

II

Les origines

À la fin du XIXe siècle, en 1895, Daniel David Palmer (1845-1913) proposait une méthode de santé qui rassemblait des connaissances scientifiques de son temps ainsi que des thèmes qui s'inscrivaient de longue date dans les pratiques de santé et dans les métaphysiques occidentales. C'était l'aboutissement d'un cheminement.

D.D. Palmer avait quitté le Canada pour les États-Unis en 1865, à l'âge de vingt ans, et s'était établi à Davenport dans l'Iowa. Il était un autodidacte passionné et averti. Ses nombreux écrits et ses références bibliographiques témoignent de ses connaissances en anatomie et en neurologie. Il connaissait bien également les courants de pensée et les pratiques alors en vogue, tels que Christian Science, Mind Cure, un fort courant hygiéniste, le reboutage et le magnétisme. Des magnétiseurs jouissaient d'une grande notoriété, ce qui l'a sans doute incité à aborder ce domaine et à le pratiquer avec succès tout en réfléchissant à la cause des maladies.

C'est dans ce contexte culturel que D.D. Palmer a élaboré ce qui allait devenir « les principes de la science chiropratique » (*the principles of chiropractic science*). Les affinités entre ce contexte culturel et « la philosophie chiropratique » permettent de comprendre le succès de la méthode face à une opposition médicale rude et soutenue. La chiropraxie a su rencontrer des valeurs et des croyances dont la médecine de l'époque aux États-Unis n'avait guère tenu compte.

Voici des éléments de ce contexte culturel à propos du magnétisme animal.

Des pratiques traditionnelles

Nous avons abordé dans *La force vitale au cœur des principes de la chiropraxie* la persistance au XVIIIe siècle de courants de pensée façonnés par l'ésotérisme. Dans cette perspective, le monde naturel et Dieu (ou le monde divin ou les forces cosmiques) forment un continuum et une réalité dynamique. Le principe des correspondances (ou analogies) gouverne les dimensions de l'univers : macrocosme et tous les microcosmes associés, la matière inorganique et organique, y compris les êtres humains, les réalités visibles et invisibles. L'ésotérisme comprend plusieurs courants (alchimie, hermétisme, astrologie, etc.). Les courants ésotériques modernes associent des conceptions scientifiques contemporaines. C'est ce que nous allons retrouver dans la théorie de Mesmer.

À partir des années 1770, à Vienne puis à Paris, le médecin souabe Franz Anton Mesmer reprend le thème d'une influence mutuelle entre les corps célestes, la Terre et les corps animés grâce à un « fluide » universellement répandu et impossible à saisir par les organes des sens. Le corps animal éprouve les effets de ce fluide qui s'insinue dans la « substance des nerfs ». Une mauvaise circulation du fluide provoque la maladie ; en restaurer la circulation harmonieuse permet la guérison, c'est-à-dire « l'harmonie des nerfs ». Mesmer dénomme sa théorie magnétisme animal, c'est-à-dire une interprétation physiologique du magnétisme minéral. Cette théorie semblait d'ailleurs être en accord avec la physique de l'époque qui reconnaissait de nombreux fluides cautionnés par des auteurs respectables.

Franklin Rausky commente ainsi la théorie : « Malgré toutes ses ambiguïtés, le fluide enrichit le champ de la psychologie avec la première image clinique d'une énergie dont la liberté d'écoulement représente la santé de la personne, et l'obstruction, la maladie. »

Et la postérité du magnétisme animal est impressionnante. Il fut rapidement diffusé dans toute l'Europe et aux États-Unis. Franklin Rausky distingue deux courants majeurs : la chiropraxie fait partie de l'un de ces courants avec l'occultisme, le spiritisme, l'ostéopathie, le magnétisme, l'hypnose et la science chrétienne. L'autre courant consiste en la psychanalyse de Freud, la psychologie analytique de Jung, l'orgonothérapie de Reich, etc. Un compagnonnage intéressant pour la chiropraxie... Des ressemblances entre la théorie du magnétisme animal et l'une des facettes des principes chiropratiques ne sauraient donc surprendre.

Le modèle chiropratique

Les principes chiropratiques associent en effet plusieurs thèmes ou facettes. Ils consistent tout d'abord, de manière essentielle, dans la prise en compte de l'intérêt fort ancien, dès l'Antiquité, pour la relation anatomique et fonctionnelle entre l'appareil nerveux et la colonne vertébrale, ainsi que du savoir médical et des techniques du XIXe siècle.

Ils consistent ensuite dans la pratique de la main, fondamentale en chiropraxie, qui date de l'aube de l'humanité, alors que la pratique du magnétisme dans les débuts de D.D. Palmer reposait sur des relations interpersonnelles. Il s'agit du rôle d'une main exercée, instrument diagnostique et thérapeutique, dans la continuité du reboutage.

Il s'agit aussi de la démarche optimiste du naturisme qui était en vogue aux États-Unis au XIXe siècle dans un fort courant hygiéniste. Ce courant encourage à privilégier un mode de vie sobre, en harmonie avec la nature (nutrition, hygiène, habillement, pratiques thérapeutiques, etc.). Il accorde une grande importance au pouvoir de récupération de l'organisme.

Il s'agit enfin de la notion d'une force vitale à laquelle est attribué un rôle organisateur fondamental dans le maintien de la santé. Très tôt, dès 1890, D.D. Palmer avait cherché à associer cette conception métaphysique issue du magnétisme animal à ses connaissances relatives à la santé et à la maladie, notamment pour s'assurer une protection légale en différenciant sa pratique de celle de la médecine. Le thème était donc d'importance pour le fondateur.

La force vitale en chiropraxie

D.D. Palmer s'exprimait nettement à propos de la force vitale : « La Force Vitale est le principe de vie qui communique l'énergie. Elle fait partie de chaque organe de l'organisme. » Il précisait : « La science de la chiropraxie n'est liée en aucune manière à la mécanique. Les phénomènes qu'elle aborde dépendent de la force vitale, non pas de la dynamique. »

Selon les conceptions retenues par D.D. Palmer, l'univers est composé d'« intelligence et de matière » (*intelligence and matter*). La matière n'est ni intelligente ni créatrice. En revanche, l'intelligence est créatrice. Omniprésente, elle emplit l'espace, la matière organique et la matière inorganique : « [...] cette intelligence créatrice utilise la substance matérielle pour s'exprimer et [...] la vie est le résultat immédiat de l'action de cette intelligence qui recherche une progression vers la perfection grâce à des organismes visibles et matériels. »

Toujours selon ces conceptions, tous les aspects du monde forment un continuum. Des correspondances s'établissent entre les éléments du macrocosme — Dieu ou l'Intelligence Universelle et l'Univers — et les éléments du microcosme de l'être humain — l'esprit et le corps. De ce fait « L'esprit a la même relation au corps que Dieu, l'Intelligence Universelle à l'Univers. »

La force vitale de l'organisme, dénommée « intelligence innée » (*innate intelligence*) par D.D. Palmer, est « une partie de l'Intelligence Universelle, individualisée et personnifiée ». La notion d'intelligence est une interprétation parmi d'autres de la notion de force vitale.

L'intelligence innée adapte l'intelligence universelle pour une action coordonnée de toutes les parties du corps par l'intermédiaire de l'appareil nerveux. L'expression optimale du principe vital (*vital principle*) — ou influx nerveux (*nerve-impulse*) ou force vitale (*vital force*) — dépend de l'intégrité de l'appareil nerveux. Les obstacles à la circulation harmonieuse du principe vital dans les nerfs favorisent le développement des maladies. De ce fait, « la maladie résulte de la pression des vertèbres sur les nerfs ; libérer cette pression revient à supprimer la cause de la maladie ». Ce principe est « le fondement de la science de la Chiropraxie ».

La chiropraxie comme système

D.D. Palmer tenait également à tous ces thèmes. Ils constituaient un « système », une « science », dans la pensée du fondateur. Par ces termes il insistait sur l'identité et sur la cohérence de sa méthode. Il insistait aussi sur son originalité et il a d'emblée voulu qu'elle soit différente et séparée des autres méthodes de santé. Ce qu'il formulait ainsi : « La chiropraxie est le système le plus scientifique et le plus efficace pour identifier et ajuster manuellement la cause des maladies ou pour rétablir et maintenir une parfaite santé de l'esprit et du corps du patient. »

Dans cette démarche D.D. Palmer a voulu doter sa méthode d'une terminologie spécifique. Ce qui était avisé. Nous y reviendrons. À propos de la force vitale/intelligence innée il s'exprimait dans le langage particulier de l'ésotérisme. On remarque ainsi l'usage de termes — principe de vie, principe vital, intelligence innée et universelle, macrocosme, microcosme, Dieu, esprit, spirituel — qui sont polysémiques, en anglais comme en français, et qui sont donc sujets à interprétations.

Ce système associait des pratiques et des connaissances anciennes et récentes, tout comme une conception symbolique de l'être humain dans sa relation avec le macrocosme. Il constituait de ce fait un modèle original pour une compréhension particulière de la santé et de la maladie qui permettait de fonder une méthode thérapeutique innovante au large champ d'application.

Mais ce système constituait aussi un modèle composite par le caractère hétérogène des thèmes qu'il rassemble. Ces thèmes s'associaient, inévitablement, dans des interactions qui ont été et sont toujours sources d'interrogations, voire de tension.

Les chiropracteurs ont en effet rapidement constaté que ce modèle original et composite avait lancé la nouvelle méthode et la nouvelle profession dans un cheminement complexe, particulièrement à propos de la notion de force vitale.

Cette notion ancienne, connue sans discontinuité, était maintenue et affirmée par D.D. Palmer dans la fidélité aux traditions. Eut-il fallu au contraire la confronter aux connaissances scientifiques de la fin du XIXe siècle ? En tout cas, la question de savoir comment il convenait de l'interpréter et de l'associer aux autres thèmes chiropratiques a été renouvelée pendant un siècle. Elle demeure d'actualité car la force vitale séduit toujours. Nous allons suivre divers aspects de ce cheminement.

III

Construire une science appliquée

D.D. Palmer — que l'on aime appeler D.D. ou bien Old Dad Chiro — a expliqué, sans relâche et avec fougue, les fondements de sa méthode. Ils ont été longuement repris et commentés, particulièrement par son fils Bartlett Joshua Palmer, puis par des générations de chiropracteurs.

Ces principes fondamentaux constituent dorénavant un sujet austère et académique mais il est bien qu'ils soient examinés de manière détaillée pour favoriser une bonne compréhension de la chiropraxie sous toutes ses facettes, également pour évacuer des constructions fantaisistes qui travestissent la réalité historique. Ces principes semblent aussi être d'un intérêt limité pour la plupart des jeunes chercheurs en chiropraxie qui orientent leurs travaux vers les sciences cliniques. Et ils sont certainement sans intérêt pour les malades qui sont à la recherche d'une guérison ou tout au moins d'un soulagement rapide.

Et pourtant, l'enjeu est d'importance. Dans ces fondements se sont joués, dès les débuts, la légitimité de la méthode et de la profession : leur statut, la formation des praticiens, l'étendue du champ d'application, ainsi que les conditions dans lesquelles les malades pouvaient y avoir recours.

Old Dad Chiro considérait sa méthode comme une science et les chiropracteurs ont voulu une chiropraxie scientifique. Reste à définir une chiropraxie scientifique.

À la fin du XIXe siècle aux États-Unis, au regard d'une pratique médicale encore artisanale, la théorie et ses applications se sont imposées auprès des malades qui en ont ressenti les bienfaits et auprès des praticiens qui y ont porté intérêt. Aujourd'hui, on ne peut évaluer une théorie élaborée il y a plus d'une centaine d'années à l'aune des connaissances scientifiques du XXIe siècle. Cependant, celles-ci peuvent être sollicitées pour évaluer des thèmes précis.

Très tôt, des chiropracteurs ont compris que le modèle composite de la méthode pouvait provoquer des difficultés. Fallait-il s'arc-bouter aux principes fondamentaux ou bien évoluer, les repenser et privilégier une référence à la médecine ? Que faire des thèmes encombrants, difficiles à cerner : les ignorer, les moduler, les approfondir ?

Paradoxalement, les chiropracteurs, qui ont toujours présenté la chiropraxie comme différente de la médecine et des autres méthodes de santé, se sont référés à la médecine, et dorénavant à la biomédecine et à son modèle de recherche, pour légitimer leur méthode en tant que science appliquée à une pratique de santé. Il en est bien ainsi car les procédures sont éprouvées. Mais se limiter au modèle médical et à son évolution comporte le risque évident de se couper de thèmes qui ont constitué la chiropraxie à ses débuts et façonnent aujourd'hui encore son originalité. Les difficultés suscitées par un modèle composite demeurent.

L'ambition scientifique impose en effet des contraintes. En tant que science appliquée, la chiropraxie a dû organiser une confrontation continue de sa théorie et de ses applications avec l'évolution des sciences cliniques. C'est alors que les présupposés métaphysiques sont devenus encombrants. Comment recourir aux méthodes expérimentales dans le cadre d'une science appliquée fondée sur un modèle composite qui incorpore des présupposés métaphysiques tels que l'intelligence innée et universelle ?

Des contraintes sont ainsi suscitées par les méthodes d'analyse auxquelles il conviendrait de soumettre un tel objet d'étude. Elles se prolongent dans l'ambition d'une légitimation de la méthode et de la profession, de même que dans la définition d'un champ d'application.

La légitimation de principes de santé n'est pas seulement liée à des considérations scientifiques. Elle dépend aussi et tout autant d'interactions et d'un consensus dans un contexte sociétal et institutionnel, également économique. C'est bien le cas de la chiropraxie. Dès les débuts, il convenait de s'adresser aux instances académiques et aux pouvoirs publics d'une manière qui leur soit compréhensible et acceptable. Dans ce but, il a fallu présenter une définition de la méthode, organiser une profession tout en veillant à une reconnaissance sociétale. Simultanément, les établissements d'enseignement ont consolidé leur niveau académique. Des évaluations et des travaux de recherche se sont conformés aux exigences qui s'imposent à une science appliquée. Tout cela a eu bien sûr des répercussions sur le champ d'application de la méthode.

Ces efforts ont été poursuivis avec persévérance au fur et à mesure que la méthode, la profession et ses établissements d'enseignement se faisaient connaître dans toutes les régions du monde. Jusqu'à aujourd'hui. Aux États-Unis, c'est en 1974 que la chiropraxie fut finalement dotée d'un statut officiel dans tous les États de l'Union. En Europe, elle est connue, très progressivement, depuis le début du XXe siècle.

On constate maints contrastes tout au long de ce parcours. Tout en se signalant par son efficacité thérapeutique, par l'organisation rigoureuse de sa profession et par le niveau toujours plus exigeant de ses établissements d'enseignement, la chiropraxie a enduré des provocations, des quolibets, des commentaires acerbes et malintentionnés. On se gaussait, en caricaturant beaucoup, d'une méthode qui prétendait aborder la santé et la maladie en se fondant largement sur un seul thème, une seule cause et une seule forme de traitement. Ce qui n'était pourtant pas nouveau. Une telle démarche a en effet déjà existé au XVIIIe siècle. Elle serait audacieuse aujourd'hui, mais elle ne surprenait peut-être pas tellement aux États-Unis au tournant du XXe siècle.

Il semble que Jules Romains se moque de la jeune chiropraxie, encore très faiblement représentée en France en 1923, lorsque son personnage Knock, fin psychologue, explique à une malade : « Voici votre moelle épinière, en coupe, très schématiquement [...] Vous reconnaissez ici votre faisceau de Türck et ici votre colonne de Clarke. [...] quand vous êtes tombée de l'échelle, votre Türck et votre Clarke ont glissé en sens inverse de quelques dixièmes de millimètres. Vous me direz que c'est très peu. [...] Mais c'est très mal placé. Et puis vous avez ici un tiraillement continu qui s'exerce sur les multipolaires. » Est-ce une référence sarcastique à l'approche neurologique de la chiropraxie ?

On affirmait aussi que le traitement chiropratique pouvait être dangereux — Les manipulations ! — alors que bien d'autres professionnels de la santé pratiquaient des manipulations vertébrales, de longue date. On sait bien dorénavant que le geste chiropratique n'est pas plus dangereux que les gestes de la vie quotidienne ou que la pratique sportive.

En effet, les manières de penser évoluent. En ce début de XXIe siècle, les principes chiropratiques, qui ont suscité tant d'ironie, de malveillance et de méfiance, se révèlent être étonnamment modernes par la démarche qu'ils proposent à des sociétés désireuses de recourir à des méthodes de santé naturelles.

En 2005, l'Organisation mondiale de la santé (OMS) établissait un rapport intitulé *WHO Guidelines on basic training and safety in chiropractic* adressé aux autorités sanitaires de ses États membres. Le rapport constate que la chiropraxie est une méthode distincte des autres formes de thérapie. Des effets neuro-physiologiques peuvent résulter de dysfonctionnements articulaires vertébraux dénommés subluxations par les chiropracteurs. La chiropraxie met l'accent sur des traitements conservateurs, sans recours à des médicaments ni à la chirurgie. Elle ne consiste pas en un nombre limité de manœuvres sommaires pouvant être apprises dans le cadre de formations courtes à but commercial. Le modèle bio-psychosocial est important dans cette démarche. Les chiropracteurs sont des praticiens de premier contact (*primary contact health care providers*).

L'OMS souligne aussi l'intérêt croissant du public pour les méthodes de santé naturelles, telle la chiropraxie qui propose des soins personnalisés, d'un coût maîtrisé, dans les cas de dysfonctionnements de l'appareil musculo-squelettique. Le rapport conclut qu'il est justifié d'inclure la chiropraxie dans les systèmes de santé.

En France, c'est par la loi du 4 mars 2002, puis plus précisément par le décret du 7 janvier 2011, que le législateur a défini le statut des chiropracteurs et le champ d'application de la chiropraxie. Le texte du premier article de ce décret est présenté ci-après. Les références des autres textes réglementaires relatifs à la chiropraxie en France figurent en fin de volume.

Ces textes définissent le champ d'application de la chiropraxie comme le traitement « des troubles de l'appareil locomoteur du corps humain et de leurs conséquences, en particulier au niveau du rachis », ce qui crée quelques limitations de la pratique en France. Ces textes définissent également le type de pratique, à savoir des « actes de manipulation et mobilisation » qui sont « exclusivement externes », et le situent par rapport à d'autres méthodes thérapeutiques.

Ministère du travail, de l'emploi et de la santé

Décret n° 2011-32 du 7 janvier 2011 relatif aux actes et aux conditions d'exercice de la chiropraxie

Journal officiel de la République française du 9 janvier 2011

« Article 1er — Les praticiens justifiant d'un titre de chiropracteur sont autorisés à pratiquer des actes de manipulation et mobilisation manuelles, instrumentales ou assistées mécaniquement, directes et indirectes, avec ou sans vecteur de force, ayant pour seul but de prévenir ou de remédier à des troubles de l'appareil locomoteur du corps humain et de leurs conséquences, en particulier au niveau du rachis, à l'exclusion des pathologies organiques qui nécessitent une intervention thérapeutique, médicale, chirurgicale, médicamenteuse ou par agents physiques. Ils exercent dans le respect des recommandations de bonnes pratiques établies par la Haute Autorité de santé.

« Ces actes de manipulation et mobilisation sont neuro-musculo-squelettiques, exclusivement externes. »

Plus généralement, la teneur de ces textes atteste l'efficacité et l'originalité de la chiropraxie dans son domaine particulier et lui confère une légitimité théorique. Ce qui justifie son autonomie par rapport à d'autres méthodes et la création d'une profession tout à fait nouvelle dans le cadre du système de santé.

S'agissant d'une science appliquée, les dispositions réglementaires ne peuvent probablement pas embrasser toutes les circonstances et toutes les ramifications de la pratique clinique.

Il existe en effet, autour du noyau dur et officiel « des troubles de l'appareil locomoteur du corps humain et de leurs conséquences », un halo persistant de troubles, notamment des troubles fonctionnels, récents ou chroniques, difficiles à quantifier et même à décrire, qui peuvent être soulagés grâce au traitement chiropratique. Ce qui rejoint, quelque peu, les ambitions du fondateur ! Depuis une centaine d'années patients et chiropracteurs constatent fréquemment ces effets bénéfiques et s'en réjouissent, même si les travaux de recherche peinent encore à les confirmer.

IV

Le devenir des principes

L'importance essentielle de la relation entre l'appareil musculosquelettique et l'appareil nerveux, entre structure et fonction, est une certitude pour tous les praticiens, depuis les débuts de la chiropraxie. Cela n'a pas varié.

Ces considérations anatomiques et physiologiques conduisent à la notion de subluxation. Ce terme, dans un sens propre à la chiropraxie, dénomme un dysfonctionnement des articulations, tout particulièrement des articulations intervertébrales, qui peut avoir des incidences sur la fonction neurologique et la santé. Il s'agit bien d'une perturbation fonctionnelle et non pas de la perte des rapports normaux entre des surfaces articulaires. Elle fait partie des fondamentaux de la théorie de D.D. Palmer.

Il convient donc de remédier à cette perturbation articulaire, ce qui a entraîné des interrogations quant aux objectifs de la méthode. Certains chiropracteurs ont perçu ces interrogations comme l'émergence de deux orientations dans la pratique de leur méthode : une orientation uniciste, limitée essentiellement à la correction des subluxations chiropratiques ; et celle, diversifiée ou pluraliste, qui recourt à plusieurs formes thérapeutiques proches et envisage un champ d'application plus étendu. Pourtant, il s'agit là de représentations ; des études ont montré en effet que ce sont des orientations intermédiaires qui sont de loin les plus nombreuses de par le monde. Elles privilégient toutes la pratique manuelle et ont pour objectif de favoriser le pouvoir de récupération de l'organisme.

D'autres interrogations ont surgi au fil des décennies.

Bien des chiropracteurs demeurent attachés à la notion de subluxation mais elle est devenue encombrante pour certains. Ceux-ci estiment qu'il est difficile de la définir, de la mettre en évidence et d'en apprécier les effets ; elle ne serait pas confirmée scientifiquement. En tout cas, pas encore. Est-elle l'expression d'une pathologie latente ou bien une pathologie par elle-même ? Peut-elle provoquer des pathologies et des troubles fonctionnels ou bien perturber le pouvoir de récupération de l'organisme ? Et aussi, quels sont les critères à retenir pour la mettre en évidence dans la pratique clinique ? Elle est même aujourd'hui totalement récusée par des détracteurs qui la considèrent comme une construction théorique, une croyance, une illusion, une création de l'imagination. Ou bien encore comme une notion vitaliste, sans que l'on sache d'ailleurs ce que cela veut dire. Nous y reviendrons.

Si la subluxation chiropratique est une illusion, la question se pose de savoir quels critères guident le geste thérapeutique des chiropracteurs car la subluxation conduit à une intervention manuelle, l'ajustement chiropratique, afin de restaurer une fonction harmonieuse, articulaire et neurologique. Il s'agit d'une manœuvre corrective qui, tout comme la subluxation, ne doit pas être considérée isolément mais comprise dans un examen global du malade.

Ce geste est couramment dénommé manipulation dans les textes officiels (nous l'avons vu) ou même dans des textes qui émanent de la profession chiropratique. Ce qui navre bien des chiropracteurs car le terme manipulation est très général. Il est utilisé sans distinction pour toutes les pratiques manuelles et à propos de multiples manœuvres très différentes, ce qui provoque souvent des confusions. Il est utilisé en outre dans bien d'autres domaines, souvent avec une connotation négative.

C'est ainsi que n'importe quelle manipulation, parfois par des bricoleurs et au pied levé, n'est pas une manœuvre chiropratique comme certains le disent ou l'écrivent sans hésitation ni réflexion, confondant pratique de la chiropraxie et « faire craquer des vertèbres ».

En revanche, la terminologie ajustement, tout comme celle de subluxation, date des origines de la chiropraxie. Elles ont été établies par D.D. Palmer pour caractériser son système et le distinguer d'autres méthodes. Elles sont toujours considérées par bien des chiropracteurs comme distinctives de leur méthode et de leur pratique.

L'ajustement fait partie des procédures chiropratiques, couramment dénommées techniques chiropratiques par les chiropracteurs. Celles-ci ne constituent pas un catalogue de manœuvres ou techniques isolées telles que l'on a tendance à les présenter dans les médias par souci de simplification. Ce qui sous-entend — Hélas ! — que l'on pourrait privilégier l'une ou l'autre, selon des a priori rigides ou selon son bon plaisir, ou encore à la hâte en fonction d'un symptôme particulier plutôt que dans une démarche globale appropriée au patient.

Une telle manière d'aborder la méthode chiropratique serait risquée car elle pourrait avoir des répercussions sur son statut et sur son champ d'application. Il serait en effet réducteur et même erroné d'associer la pratique de la chiropraxie, ou celle d'un chiropracteur, à quelques techniques, voire à une seule. On pourrait alors s'interroger à nouveau quant à l'existence de plusieurs orientations au sein de la chiropraxie, chacune étant restreinte à quelques techniques et à des cas déterminés. Cela provoquerait inquiétude et confusion, alors que les patients devraient se sentir en confiance, dans la certitude que le chiropracteur saura recourir aux procédures qui leur conviennent, sans se limiter à un nombre restreint de manœuvres.

En effet, la pratique chiropratique déborde largement l'application d'un catalogue de techniques. Elle est sous-tendue par des connaissances dans les sciences fondamentales et cliniques et par une conception générale de la santé et de la maladie. Puis elle consiste en une analyse globale, en une démarche d'évaluation et de traitement selon les nombreuses procédures propres à la méthode. Celles-ci s'appuient sur les principes fondamentaux de la méthode et ne sont donc pas radicalement différentes les unes des autres. Elles peuvent être associées, le but essentiel étant d'adapter le traitement au patient, en fonction de son état général et de ses symptômes, car il n'y a pas de traitement standard. C'est pourquoi les termes procédures chiropratiques semblent plus appropriés que les termes techniques chiropratiques pour englober les caractéristiques du traitement.

Depuis des décennies la profession chiropratique réfléchit à ses présupposés fondamentaux et affine son positionnement académique. Un cheminement nécessaire qui est lié à sa responsabilité de tenir compte des exigences légales et académiques. Mais un cheminement qui peut dans le même temps modifier le regard des chiropracteurs sur leur méthode, sur leur pratique et sur leur profession.

On constate en effet des hésitations quant au champ d'application de la méthode qui s'est progressivement restreint par rapport au vaste projet de D.D. Palmer. On constate aussi un discrédit de la notion de subluxation articulaire et la présentation des procédures chiropratiques comme un catalogue de techniques « à la carte ». De manière générale, on observe une distance, un embarras à propos de la terminologie définie par le fondateur pour caractériser sa méthode. Tout cela s'est mis en place pendant un siècle, certes pas de manière radicale et unanime mais plutôt de manière diffuse.

Ce cheminement n'était pas sans risques non plus pour le devenir de la méthode. Cependant, celle-ci n'est pas devenue une pratique médicale pour autant. Son statut est toujours distinct de celui des autres méthodes de santé. Les principes fondamentaux et les notions qu'elle a définis il y a plus de cent ans sont toujours pertinents, même s'ils ont été diversement interprétés et appliqués par des générations de praticiens.

Ces principes et ces notions suscitent d'ailleurs beaucoup d'intérêt — De longue date ! — et bien des professionnels de la santé se sont emparés avec une sympathie active des procédures chiropratiques et de la notion de subluxation. Ils les ont étudiées et reprises à leur compte, sous beaucoup d'autres dénominations plus ou moins proches qui font aujourd'hui autorité dans le monde médical. Pour ces raisons il serait regrettable d'abandonner les notions définies par D.D. Palmer sans poursuivre — certes de manière rigoureuse et selon des critères contemporains — les observations cliniques et les recherches à leur sujet.

Quant à la notion de force vitale, elle fait également l'objet de fidélité ou d'hésitations. Nous allons aborder dans les pages qui suivent différentes manières de la comprendre en chiropraxie et dans la société.

V

La force vitale au fil des décennies

La force vitale, l'intelligence innée liée à une intelligence universelle, était chère à D.D. Palmer et à la plupart des pionniers de la méthode. Facteur de santé et de guérison, elle constituait une des facettes des principes fondamentaux de la chiropraxie à ses origines, facettes qui paraissaient alors complémentaires et indissociables.

L'importance de cette notion pour la jeune profession et sa cohésion a été étudiée. Elle pouvait favoriser la cohérence des principes fondamentaux, sous-tendre les observations cliniques et l'efficacité thérapeutique. Elle pouvait finalement constituer un caractère distinctif de la méthode. Andries Kleynhans l'a ainsi considérée comme une forme de *philosophia perennis*, une tradition primordiale essentielle à la profession, tout au moins à beaucoup de ses membres.

Elle était pourtant déjà contestée par des contemporains du fondateur qui la considéraient comme inutile, tout comme l'existence du fluide magnétique était mise en doute dès l'époque de Mesmer. Si elle n'a cessé d'être présente tout au long de l'évolution de la chiropraxie, la notion de force vitale fut et demeure un achoppement pour les chiropracteurs. Les interprétations sont favorisées par la terminologie polysémique qui a été évoquée, même s'il n'est plus guère question aujourd'hui d'intelligence innée et universelle. Elle est l'objet d'hésitations et de remaniements tant cette notion floue paraît difficilement compréhensible. Ainsi, elle est importante pour beaucoup qui y tiennent absolument ou l'interprètent ; d'autres y sont indifférents ; d'autres encore la rejettent.

Et pourtant le discours sur la force vitale séduit toujours car elle peut jouer un rôle. Est-elle une force, subtile, mais une force comme maintes autres forces déjà connues ? Ou bien la représentation, la métaphore, le symbole d'autres réalités ? Une illusion, une cheville dans le discours ? Peut-elle être efficace ?

Il y a bien des décennies, alors que cette notion paraissait de plus en plus encombrante pour les ambitions officielles et scientifiques de la profession, des chiropracteurs en ont proposé une interprétation en accordant beaucoup d'intérêt à l'homéostasie. Plus récemment, certains ont considéré la chiropraxie comme une méthode vitaliste. Cette interprétation suscite des débats qui conjuguent rejet et attirance. C'est pourquoi elle mérite une digression.

Vitalisme, homéostasie

Dans la révolution scientifique du XVIIe siècle le mécanisme ou mécanicisme en biologie est conforme à la physique de Galilée. Puis, au XVIIIe siècle, la France qui a été le pays des mécanistes les plus radicaux (Descartes, La Mettrie, Holbach) devint le centre le plus actif du courant vitaliste avec l'École de Montpellier (notamment Paul-Joseph Barthez et Théophile de Bordeu, fondateurs de la théorie vitaliste), puis avec Marie François Xavier Bichat. Cela en parallèle avec bien d'autres théories telles que le magnétisme animal…

Mécanisme et vitalisme ne peuvent pas être opposés de manière rigide. La complexité et la diversité des idées de l'époque se manifestaient dans des débats vigoureux et le vitalisme a été élaboré en association avec le mécanisme. De nombreuses théories attribuaient à la matière vivante des propriétés d'élasticité, de contractilité et de sensibilité, sans pour autant déterminer si ces propriétés étaient physiques ou spécifiquement vitales. Selon Barthez, un principe vital, dont il ne précise pas la nature, régit la vie animale et les fonctions de relation.

En 1800 Bichat proposait une définition de la vie qui est demeurée célèbre : « La vie est l'ensemble des fonctions qui résistent à la mort. » Il s'agit d'une démarche vitaliste puisque la caractéristique essentielle de la vie est de pouvoir résister à la mort. Les lois physicochimiques menacent l'intégrité des êtres vivants, c'est pourquoi des « propriétés vitales » leur sont nécessaires pour maintenir cette intégrité. Bichat n'en précise pas la nature car, selon lui, elles sont inaccessibles à « l'entendement humain ». Ces propriétés manifestent une instabilité qui confère aux phénomènes vitaux un caractère d'irrégularité qui peut être la cause des maladies. À la suite de Bordeu, ce qui pour Bichat caractérise la vie est une forme de sensibilité et de contractilité.

Ces débats avaient aussi une portée philosophique. Au XVIIIe siècle, l'existence de Dieu était souvent justifiée par l'ordre téléologique de la nature, alors que les théories vitalistes étaient matérialistes. La réalité d'un principe vital isole en effet les processus biologiques de l'ensemble du monde naturel et dispense de l'hypothèse d'un Créateur ou d'une âme pour maintenir la vie. Le courant vitaliste ne constitue donc pas une métaphysique de la vie mais une démarche matérialiste qui instaure l'autonomie de l'étude du vivant. Souligner cette caractéristique permet d'éliminer bien des malentendus.

Puis, en 1865, Claude Bernard proposait un apport théorique fondamental, la constance du milieu intérieur de l'être vivant (constitué par le sang et la lymphe) dont l'équilibre et la stabilité sont maintenus par des régulations physiologiques. Ce principe deviendra le fondement de la physiologie moderne. Claude Bernard s'est montré vitaliste et matérialiste. Il était matérialiste lorsqu'il considérait que les « manifestations des corps vivants » sont régies par « un déterminisme nécessaire qui les enchaîne à des conditions d'ordre purement physicochimique ». Il était aussi vitaliste en imaginant que l'être vivant contient une « force intérieure » (ou une « idée directrice » ou bien une « force vitale créatrice ») qui permet d'en expliquer le développement et l'organisation générale et qu'il a associée à l'hérédité.

Cette tendance de l'organisme au rétablissement de l'équilibre du milieu intérieur sera dénommée homéostasie en 1929 par Walter B. Cannon, neurophysiologiste de l'Université de Harvard. Nous y reviendrons.

Le vitalisme a été hâtivement défini, amplement décrié ou apprécié. Il était une avancée lorsqu'il s'opposait au mécanisme et suivait les principes de Newton. Puis il devint sans intérêt dans la seconde moitié du XIXe siècle lorsque les progrès en physique et en chimie permirent de comprendre des processus biologiques qui n'avaient pas encore été expliqués. Dans les années 1930 il était délaissé par les biologistes alors que des physiciens et des philosophes commençaient à s'y intéresser. L'œuvre de Henri Bergson est citée comme une démarche vitaliste en philosophie. C'est finalement la découverte en 1953 des propriétés de l'ADN par Watson et Crick qui met en évidence les caractéristiques des organismes vivants. Ces propriétés permettent de rendre compte de processus biologiques que les vitalistes pensaient inexplicables par les lois de la physique et de la chimie de leur temps.

Pour clore cette digression, suivons André Pichot. Il est coutumier de considérer comme une forme de vitalisme, de manière vague, les systèmes biologiques caractérisés par la finalité, comme c'est le cas de la tradition hippocratique — c'est-à-dire la tendance dans le corps à maintenir la santé et la vie, la *natura medicatrix*, la nature médecin. Cependant, les théories vitalistes du XVIIIe siècle considéraient l'existence d'un principe qui était spécifique à la matière vivante et qui s'opposait aux effets destructeurs des processus physiques et chimiques sur les organismes vivants. Quoique non identifié, ce principe était décrit comme vital, et non pas spirituel, ainsi que distinct de l'âme et des forces physiques connues alors. C'est la contribution théorique de Claude Bernard qui a permis de répondre à la question essentielle posée par le vitalisme, à savoir la préservation des organismes vivants de la corruption.

En chiropraxie

Revenons à l'homéostasie définie W.B. Cannon. Des chiropracteurs ont adopté ce principe qui semble confirmer l'intuition de D.D. Palmer et le but du traitement chiropratique. Cela permettait une mise à l'écart de la notion de force vitale car il ne s'agit pas d'une métaphysique de la vie ; il n'y a pas de référence à ce qui correspondrait à une force vitale ni à une intelligence universelle ou à une autre notion similaire. La force vitale pouvait alors être réinterprétée comme le pouvoir de récupération de l'organisme dans le cadre du courant naturiste.

Quant à la rencontre de la chiropraxie et du vitalisme, elle est tout à fait surprenante. Quel en est l'intérêt alors que pour les biologistes le débat sur le vitalisme est clos depuis longtemps ?

Le vitalisme était une construction culturelle, bien dans son époque. Il s'agissait d'un effort de compréhension de la matière vivante par une mise en cause du mécanisme, soutenue par la progression des savoirs et par les orientations philosophiques du XVIIIe siècle. L'hypothèse d'un principe purement vital impliquait une distinction radicale entre les organismes vivants et la matière inanimée.

La philosophie chiropratique était aussi une construction culturelle. Loin du vitalisme que D.D. Palmer n'a très probablement pas connu, elle associait des domaines qui se rencontrent difficilement dans un modèle composite pour une conception de la santé et de la maladie qui oriente vers une pratique thérapeutique. Les perspectives de la chiropraxie et du vitalisme du XVIIIe siècle sont radicalement différentes.

Aujourd'hui, quelle construction culturelle ? Le thème du vitalisme est à la mode. Beaucoup de pratiques de bien-être sont qualifiées de vitales pour nous assister dans une quête de forme (comme celle d'un cheval de course !) et de performance afin de dynamiser notre vécu social et émotionnel. Nous y reviendrons.

Dans ce même état d'esprit, le vitalisme est souvent invoqué par des artistes, auteurs et penseurs pour caractériser leurs idées, leurs théories et leurs créations, sans préciser d'ailleurs ce qu'ils entendent par là. Si ce n'est, peut-être, une référence vague à la tradition hippocratique que nous avons mentionnée. Cet usage imprécis est commode pour décrire une démarche qui se veut dynamique, foisonnante, débordante de créativité et orientée vers l'avenir. Il pourrait s'agir d'un vitalisme médiatique associé au développement personnel, bien loin des théories du XVIIIe siècle.

Les chiropracteurs évoluent dans l'ambiance de leur temps. Ils sont attentifs aux attentes des malades et à cet enthousiasme contemporain pour une pleine vitalité. C'est ainsi que certains qualifient de vitaliste leur méthode et le but de leur traitement, au-delà du champ d'application qui lui est propre et sans nécessairement faire référence au courant vitaliste du XVIIIe siècle.

Par ailleurs, la référence au vitalisme pourrait être une manœuvre élégante afin de se débarrasser des sources ésotériques de la chiropraxie — quoique ce ne soit peut-être pas le cas en réalité — grâce à la référence à des courants scientifiques et philosophiques qui associent les noms prestigieux de Marie F.X. Bichat, Claude Bernard et Henri Bergson. Pourtant, même si le vitalisme appartient bien à l'histoire des sciences, caractériser la chiropraxie comme une forme de vitalisme risque de déplacer la question de ses caractéristiques scientifiques et de la reformuler dans un discours dépassé tout aussi délicat à manier.

Quant aux chiropracteurs adversaires souvent farouches du vitalisme en chiropraxie, ils sont peut-être victimes de malentendus. Ils peuvent craindre — dans une mésinterprétation de la force vitale définie par le vitalisme du XVIIIe siècle — la référence à une notion qui aurait des relents ésotériques. Ils peuvent craindre également une référence vague à la quête ambiante de vitalité et de performance. L'une ou l'autre de ces références pourrait se révéler dangereuse car elle risquerait d'éloigner la chiropraxie de ses ambitions scientifiques. Quant à la subluxation chiropratique — qui ressort de la biomécanique articulaire et de la fonction neurologique — elle serait même considérée comme une notion vitaliste, un argument qu'il est difficile de comprendre.

Une terminologie chiropratique ?

Nous retrouvons l'importance de la terminologie. Une difficulté, indéfiniment renouvelée, est créée par l'utilisation de termes identiques — force vitale, vitalisme — pour des notions différentes. Il faudrait invention et imagination pour les dénommer avec précision selon les époques et les domaines.

Des chiropracteurs peuvent bien entendu choisir, ou prendre le risque, d'adopter le terme vitalisme pour caractériser leur méthode dans une construction contemporaine soigneusement précisée pour éviter les ambiguïtés. Cependant, cette référence est bien difficile à manier.

S'agirait-il d'une référence à la tradition hippocratique que l'on considère parfois de manière vague comme vitaliste ? Ou d'une référence au vitalisme du XVIIIe siècle aux courants de pensée riches mais dépassés ? S'agirait-il d'attribuer aux principes de D.D. Palmer une terminologie renouvelée ? Ou encore de se joindre à l'enthousiasme ambiant pour la vitalité et la performance ?

Pourrait-il s'agir d'un vitalisme chiropratique, c'est-à-dire d'une forme de vitalisme à préciser, adapté à la chiropraxie comme il pourrait être adapté à d'autres méthodes de santé ? Ou bien d'une chiropraxie vitaliste, c'est-à-dire d'une orientation particulière en chiropraxie caractérisée par une forme de vitalisme à préciser, par rapport à d'autres orientations, par exemple mécaniste, musculo-squelettique ? Ou d'autres encore.

Plusieurs orientations pourraient alors se dessiner et coexister au sein de la chiropraxie, comme nous l'avons déjà vu à propos de la définition de son champ d'application et de la diversité des procédures de traitement. Chaque orientation risquerait alors d'être restreinte à un style de pratique ou à des cas cliniques déterminés.

Tout cela étant éclairci, il s'agira de se confronter à l'histoire des sciences et d'assumer le risque d'être peu ou mal compris dans le flou des modes et des terminologies.

C'est particulièrement à propos de la notion de force vitale que se manifestent des tensions entre les facettes des principes chiropratiques. Celles-ci constituent un tissage plus ou moins serré où chacune prend un relief diversement accentué selon les tendances au sein de la profession, selon les exigences légales et académiques, ainsi que les modes en matière de santé et de bien-être. Tantôt elles se renforcent, tantôt sont en tension, voire en contradiction, même s'il y a toujours un fond de continuité.

L'ambiguïté créée par une science appliquée et son modèle composite fait de la chiropraxie une méthode particulièrement originale. Cette originalité défie les classifications des pratiques de santé préexistantes. C'est pourquoi on peut se demander si elle requiert, pour être définie, des qualificatifs autres que ceux qui lui sont propres depuis ses origines, affinés par des décennies de réflexions et de travaux académiques. N'a-t-on pas créé pour elle, sur cette base, une profession nouvelle au statut autonome dans le cadre des systèmes de santé ?

VI

À l'ère du numérique

Quelle est la situation de la méthode chiropratique, tout comme celle d'autres méthodes de santé, alors que les techniques du numérique favorisent maintes transformations des pratiques ? Cette question porte, particulièrement pour notre propos, sur la relation avec les patients et sur la compréhension de la notion de force vitale. Celle-ci continuera-t-elle de rencontrer les désirs de nos contemporains ou risque-t-elle de s'évanouir ?

Il faudra, bien sûr, se conformer aux dispositions réglementaires. Au-delà, il faudra évoluer dans la jungle du numérique, des technologies de l'information et de la communication, dans tout ce qu'elles impliquent sur les plans technique, sociétal et culturel, tout en restant attaché à l'originalité de la méthode. Quels changements, quelles perspectives se présenteront progressivement aux praticiens et aux malades ?

Exposition et malentendus

Les promesses du numérique sont grisantes, soutenues par une pratique largement acceptée. Pourquoi ne pas se laisser entraîner, surtout si l'on y est déjà habitué et si l'on y est fortement encouragé ? Il faut en être. Il faut y aller.

Si le numérique évoque le virtuel, il permet en revanche une exposition et des mises en scène bien réelles qui peuvent favoriser la connaissance de la chiropraxie et d'autres méthodes de santé. Mais c'est aussi une exposition hasardeuse qui risque d'être assimilée à une publicité commerciale plutôt qu'à une information professionnelle. Elle est d'ailleurs calquée sur la publicité commerciale, dans sa créativité et dans ses excès.

Le brouhaha du virtuel risque de brouiller puis de broyer dans une grande moulinette les thèmes que la profession souhaite présenter et expliquer avec nuances et prudence. On constate des manifestations clinquantes, boursouflées et racoleuses : annuaires multiples, référencements imprécis, réseaux sociaux, classifications, évaluations, bons points, mauvais points, photographies plus ou moins gratifiantes, etc. L'excès d'exposition déforme le message, l'abâtardit, au lieu de le valoriser et de l'approfondir.

Il règne dans tout cela une surenchère épuisante, un chaos d'idées éparses, à tel point que la chiropraxie suscite encore étonnements et interrogations. Elle est fréquemment confondue avec d'autres méthodes bien qu'il existe des définitions précises de son statut et de la formation de ses praticiens. À ce sujet, voir en fin de volume les références des textes réglementaires relatifs à la chiropraxie en France.

Les praticiens sont dans leur temps, dans leur société. Ils sont happés par les facilités offertes par l'instrument numérique. Ils se rendent compte pourtant que cette exposition modifie leur pratique. Le malade, devenu consommateur pressé et avisé, est en quête du mieux-disant, à tous points de vue, tout de suite. Il recherche une « technique chiropratique » comme on recherche une marque commerciale ; il recherche le *quick fix*, le dépannage express, la remise en place de « vertèbres déplacées ».

Il appartient certainement au malade de choisir une méthode thérapeutique et la manière dont il entend y avoir recours. Mais dans l'exigence d'un soulagement immédiat, ou presque, il peut lui arriver de juger rapidement, parfois émotionnellement, apparemment peu soucieux d'une prise en charge approfondie. La possibilité s'évanouit alors d'un suivi adapté qui permettrait de lui proposer le maximum de ce que la chiropraxie peut raisonnablement lui apporter. Un suivi qui justifierait également les aspects théoriques et le statut de la méthode. Bien entendu, les malades ne sont pas responsables de cet enchaînement de malentendus. Ils sont dans leur société, dans la simplification médiatique, dans les difficultés et l'urgence du moment.

Un fond persistant

Dans ce fatras, la méthode chiropratique demeure. Ses caractéristiques et son potentiel. Il convient donc aux chiropracteurs de continuer d'expliquer et de souligner, patiemment, tous les thèmes qui ont déjà été abordés.

La démarche du naturisme et ses implications — procédures thérapeutiques, champ d'application — contribuent à la distinction entre chiropraxie, biomédecine et autres méthodes de santé. Cette démarche est en harmonie avec ce qui est dénommé écologie, les préoccupations qui se déclinent de multiples manières pour le respect de la personne dans un cadre naturel préservé.

Quant à la pratique manuelle, elle est communication. Elle crée un contact avec le schéma corporel, une relation de la personne avec son corps. Ses retentissements physiques et psychologiques la situent au carrefour des sciences humaines et de la physiologie. Elle est un atout dans la tendance générale qui consiste à éloigner les usagers par le recours aux techniques du virtuel.

Enfin, les chiropracteurs ressentent vivement qu'il existe — au cœur de ces caractéristiques, de la diversité des orientations et des pratiques — des comportements, des usages et des manières de penser qui sont pour eux tous d'une évidence certaine. Cela va de soi. Ils ont été préservés et transmis par des générations de praticiens. Ils rassemblent une grande confiance dans leur méthode, dans la pratique manuelle et dans le pouvoir de récupération de l'organisme ; également une prudence dans la démarche thérapeutique et la détermination de proposer aux malades une méthode de santé naturelle chaque fois que cela peut leur être bénéfique.

Ce fond essentiel et persistant enrichit la chiropraxie ; il confirme son identité, sa cohérence et son originalité. Il lui assure aussi une continuité et une indépendance relative des modes éphémères et des circonstances superficielles du présent immédiat. Aujourd'hui, la chiropraxie est en accord avec bien des aspirations ambiantes, non seulement le naturisme mais aussi le thème de la force vitale qui persiste en chiropraxie, tout comme dans la société.

La force vitale en société

Le recours à la notion de force vitale pouvait être judicieux lorsque la compréhension du vivant était incertaine. De nos jours, en dépit du prestige de la biologie pour laquelle cette notion est inutile et dépassée, et dans le contexte d'une grande diffusion des connaissances médicales, l'intérêt pour la force vitale subsiste. Il est même soutenu par de nombreuses sources de connaissances qui ont un pouvoir de séduction certain.

Indéfiniment malléable, la force vitale est assortie de représentations et d'interprétations variées ; elle renvoie à maints domaines. Elle paraît particulièrement bien adaptée à la description du ressenti corporel, d'une large gamme de sensations diffuses et subjectives, agréables ou désagréables, ainsi qu'à l'explication de certains troubles. Ce qui est dénommé cénesthésie. Ce ressenti atteste pour beaucoup l'existence et la circulation, harmonieuse ou perturbée, d'une force vitale propre au corps humain même si elle n'est pas définie. Il y a un rapport entre la biologie et le parcours de vie.

La force vitale renvoie aussi au fluide du magnétisme animal, à des spiritualités et mystiques diverses. Elle évoque des croyances anciennes, poétiques parfois, l'exotisme, l'ésotérisme et une démarche holistique. Elle est présente dans les relations humaines et dans le battage médiatique. On entrevoit une dynamique qui devrait assurer le complet épanouissement des personnes.

Les interprétations de la force vitale sont des constructions culturelles façonnées par l'observation du vivant dans son environnement et par des croyances populaires. Elles sont sous-tendues par des philosophies et des métaphysiques où compréhension du monde naturel et symbolisme se conjuguent. On s'efforce même de leur trouver des confirmations dans les connaissances scientifiques les plus récentes. Elles s'adaptent finement aux changements de sociétés sinon elles seraient abandonnées.

Aujourd'hui, l'attrait de la force vitale, du vitalisme ou de l'énergie, participe à l'anthropologie des sociétés matérialistes malmenées par des transformations scientifiques et techniques aux implications déstructurantes et déshumanisantes. Tout cela crée pour nos contemporains, considérés comme prévisibles, maniables et numérisables, un climat général traumatisant, un sentiment de désarroi et de vulnérabilité qui peut susciter le besoin d'une compréhension intuitive des personnes et du milieu dans lequel elles évoluent.

Pour tenter de réagir à ces circonstances menaçantes, on peut choisir, depuis des décennies, parmi des théories et des pratiques qui semblent proposer des horizons nouveaux. On découvre des conceptions de la santé et du bien-être qui sont plus aisément accessibles que les données de la physiologie ; elles sont fondées sur l'hypothèse que l'on peut agir sur la force vitale comme sur une entité subtile, adaptable, dans le but de soulager des troubles et de restaurer la santé. Adaptées pour être compatibles avec le style de vie du moment, ces théories et pratiques proposent d'éduquer le corps et le mental afin de se conformer aux impératifs et aux comportements qui sont valorisés dans la modernité.

Au-delà de la description d'un ressenti individuel et subjectif, de la représentation de notions non prouvées et évanescentes, la force vitale peut-elle favoriser la santé et être une ressource réconfortante dans les contraintes de la vie quotidienne ? Comment est-elle « mise en œuvre » ? Peut-être en contribuant à l'efficacité symbolique, à l'effet placebo.

L'efficacité symbolique

Force vitale, réelle ou supposée ? La question n'est pas nouvelle. On considérait déjà du temps de Mesmer que l'existence du fluide magnétique n'était pas prouvée. Puységur, un de ses disciples, doutait de la réalité objective du fluide et le considérait comme une « illusion utile ». Selon lui, tout rapport avec le malade s'établissait par la parole et il pressentait que le magnétisme animal permettait de remonter jusqu'à la maladie originelle. D'autres disciples (Deleuze, Faria, Virey) donnaient de l'importance à l'imagination et aux sentiments du sujet. La postérité du magnétisme animal leur a donné raison dans une large mesure.

Dans une lecture plus contemporaine, la notion de force vitale peut s'inscrire dans les processus favorables qui sont dénommés efficacité symbolique par les ethnologues et effet placebo dans les pratiques de santé. L'efficacité symbolique peut être induite par des pratiques ritualisées dans le cadre de croyances collectives ; l'ethnologie en fournit maints exemples repérés sous toutes les latitudes. L'effet placebo, connu aussi de longue date, peut être constaté sans le recours ou bien surajouté à une thérapie efficace, ce que l'on comprend d'ailleurs souvent comme insignifiance ou illusion.

Claude Lévi-Strauss a proposé une illustration saisissante de l'efficacité symbolique dans l'analyse d'une pratique chamanique destinée à faciliter un accouchement difficile chez les Cuna du Panama. Cette analyse a été maintes fois citée. En décrivant de manière vive et imagée le déroulement de l'accouchement, le chant du chaman constitue « une médication purement psychologique » : « Que la mythologie du chaman ne corresponde pas à une réalité objective n'a pas d'importance : la malade y croit, et elle est membre d'une société qui y croit. » L'auteur souligne bien que cette pratique est à la fois ancrée dans la tradition, partagée par l'ensemble d'une société et adaptée aux exigences du moment.

La force vitale pourrait faire partie de ce que Tobie Nathan dénomme la « théorie du guérisseur ». Celle-ci est « l'interprétation qu'il a du processus mis en œuvre et qu'il délivre plus ou moins à son patient ». Il est ainsi un écart entre le processus technique proprement dit et la théorie proposée. Celle-ci peut être comparée à un « leurre d'illusionniste » qui accapare l'attention du patient et qui évacue la perception du processus technique. Le rôle de la théorie n'est pas de décrire ou d'expliquer objectivement le processus mis en œuvre mais d'ajouter une dimension indispensable à ce processus : « [la théorie] inscrit le déroulement du processus dans un univers magique, surnaturel ou secret interdisant la perception du subterfuge technique qui, lui, n'a en revanche rien de magique ».

L'exposé de la théorie est un discours destiné à rencontrer l'affectivité du malade qui est mis en confiance ; il se sent considéré et compris. Et Tobie Nathan souligne : « Loin d'être fausse ou inutile, la théorie est donc toujours vraie, car toujours fonctionnelle. » La pratique du guérisseur est efficace par le processus technique auquel il a recours, complété et amplifié par la théorie qu'il annonce à son patient.

Raymond Massé souligne aussi le rôle d'une notion familière à l'ensemble d'une société. La force vitale peut représenter une « étiologie populaire » et faire partie de l'explication proposée par le patient. Cette explication n'est pas insignifiante. Elle peut en effet « favoriser une meilleure compréhension de la conception que se fait le patient de sa maladie, de sa démarche de recherche d'aide et de sa réaction aux traitements proposés ». L'étiologie populaire séduit les médias et des praticiens de santé qui ne veulent pas manquer l'actualité de notions qui ont la faveur du public. On constate alors que « Partagé dans ses grandes lignes par l'ensemble de la population, il [le savoir populaire] est aussi un savoir collectif, mais actualisé, contextualisé dans le cadre d'histoires de vie personnelles. »

Existe-t-il aujourd'hui, dans les cultures occidentales, des pratiques aussi radicales mettant en jeu l'efficacité symbolique que celle décrite par Claude Lévi-Strauss ? Probablement pas. Mais l'efficacité symbolique/l'effet placebo demeure et suscite toujours beaucoup d'intérêt.

C'est ainsi que la force vitale peut être une illusion qui favorise et soutient l'efficacité symbolique/l'effet placebo en profitant, par exemple, d'un contexte relationnel. Ce contexte est multiple et indéfinissable. Il peut consister dans l'ambiance et dans les circonstances qui entourent consultations et traitements ; dans l'écoute attentive du discours du patient ; dans l'explication d'une expérience subjective ; dans des conseils prudents ; dans le souci de la participation du malade au parcours thérapeutique ; et finalement dans l'efficacité propre du traitement.

Mais on sait bien que le même contexte relationnel peut séduire les uns, irriter les autres ou bien laisser indifférent. Si praticien et patient partagent une même compréhension du corps humain, de la santé et du rôle de la force vitale, ou simplement cette évocation poétique, la communication peut s'installer harmonieusement. Le patient apprécie alors — ne serait-ce que temporairement — un discours qui le conforte dans ce qu'il ressent et dont la société se fait l'écho. S'ils ne partagent pas cette compréhension, la communication peut être gâchée ; malentendu et agacement peuvent survenir.

Des procédures nouvelles

Le numérique conduit aux perspectives de l'intelligence artificielle, du transhumanisme. Maints fantasmes, craints ou souhaités, sont associés à diverses écoles de pensée qui ambitionnent d'améliorer l'homme par la biologie et par les techniques. Ces perspectives font écho à des créatures mythiques et fabuleuses, aux automates, connus dès l'Antiquité et magnifiquement perfectionnés au XVIIIe siècle. Ils ont fait place au XXe siècle aux robots destinés au travail, comme l'étymologie du terme l'indique. Nous-mêmes, peut-être.

Dans la continuité des automates du XVIIIe siècle il y eut aussi les créatures proposées par la littérature du XIXe siècle. On peut citer le séduisant joueur de flûte réalisé par l'inventeur génial Frankenstein* (F.F. Nogaret, 1790) ; la tragique créature que l'étudiant en médecine Frankenstein* façonne grâce à l'électricité (M. Shelley, 1816). On connaît encore la belle Olympia, raide et muette (E.T.A. Hoffmann, 1816) ; le général A.B.C. Smith, à la prestance magnifique, remarquablement reconstitué après des combats héroïques grâce à des pièces détachées de la plus grande perfection (E.A. Poe, 1839) ; et enfin Hadaly l'Andréide, prototype de la femme « au-dessus de toutes les imperfections », est mise au point grâce à l'électricité, à l'électromagnétisme, à la « matière-radiante » et au magnétisme animal (A. Villiers de l'Isle-Adam, 1886).

* Noter la similitude des patronymes.

Ces créatures déconcertantes ne sont pourtant que de pâles ébauches des entités annoncées par le transhumanisme. Ces entités, plus ou moins artificielles, plus ou moins autonomes, seront-elles, dans leur perfection, sensibles à la notion de force vitale et en auront-elles besoin ? Peut-être. La force vitale sera-t-elle confirmée par les nouvelles techniques ? Une terminologie au goût du jour pourra alors remplacer celle qui a déjà beaucoup servi. Tout cela sera intéressant et divertissant à observer.

En attendant, les applications du numérique au domaine de la santé et du bien-être apportent et apporteront des contributions bienvenues pour alléger les contraintes liées à la relation entre patient et praticien ; assurer une grande sécurité dans le diagnostic et le suivi des traitements ; faciliter l'enseignement et la recherche médicale ; permettre des économies de tous ordres ; etc.

On peut argumenter avec sagacité que ce contexte de nouveauté radicale, d'efficacité et de rapidité accrues, dans une ambiance inédite, est séduisant et peut certainement avoir, par lui-même, une efficacité symbolique/un effet placebo. Il faut vivre avec son temps ! Participer à la progression des sciences et des techniques est stimulant, valorisant. Grâce aux procédures nouvelles, le malade/ patient pourra se sentir en sécurité, rassuré, pris en charge efficacement. Surtout s'il est préparé de longue date aux perspectives encore insoupçonnées du numérique.

Pourtant, en dépit de performances indéniables au fur et à mesure de leur mise en œuvre, ces procédures nouvelles ne pourront pas s'appliquer à tous les cas ni dans toutes les circonstances. En outre, elles seront probablement dépourvues, toujours davantage, du contexte relationnel, des circonstances et de l'ambiance qui accompagnent habituellement consultations et traitements et qui favorisent aussi l'efficacité symbolique/l'effet placebo. Nombre de malades sont habitués à un style de pratique et y demeurent attachés. C'est alors que, même efficaces, les procédures nouvelles pourront s'avérer froides, lassantes, insuffisantes à combler les manques, les angoisses et la singularité infinie des cas particuliers.

Malades et praticiens pourront-ils continuer de se tourner vers le style de pratique qui a leur préférence ? On verra. On peut pourtant déjà prévoir que l'efficacité symbolique/l'effet placebo continuera d'être associé aux pratiques de santé, quel qu'en soit le style.

Les procédures nouvelles sont mises en œuvre par des modifications imperceptibles ou flagrantes, sans doute inéluctables. Cela nous amuse ou nous effraie. Dans le même temps, la chiropraxie, ses caractéristiques et son fond essentiel demeurent. De même, la force vitale, tout au moins cette notion, qui fait partie des principes de diverses méthodes de santé et dynamise des sociétés qui en ressentent le besoin. Elle continuera sans doute d'être symboliquement efficace, de manière diffuse et discrète.

La médecine hippocratique accordait déjà une grande importance à l'explication théorique du mal et du processus de guérison. Cette explication, qui était présentée au patient, était considérée comme la preuve de la compétence du praticien et de l'efficacité de sa méthode. Cela est toujours actuel, dans toutes les spécialités. Des praticiens peuvent, dans l'exposé de leur méthode, selon leurs inclinations et interprétations personnelles, présenter des références scientifiques ou symboliques, ou bien les deux.

Notion floue, considérée dans ses multiples interprétations comme une métaphore séduisante, une illusion utile, une médication psychologique, un leurre d'illusionniste ou une étiologie populaire, la force vitale pourrait contribuer à l'efficacité symbolique/effet placebo. Cet effet, bienvenu lorsqu'il se produit, n'est pas toujours reconnu car il est imprévisible, impondérable, voire évanescent.

Qu'elle soit réelle ou supposée, gadget dans la communication ou ressenti intime, la force vitale, indéfiniment changeante et malléable, pourrait contribuer à limiter quelque peu la chosification de l'être humain par le numérique.

Juin 2020

Glossaire

AJUSTEMENT CHIROPRATIQUE. (angl. *chiropractic adjustment*) Manœuvre propre à la chiropraxie ; dénommée manipulation dans les textes officiels français.

CHIROPRAXIE. (angl. *chiropractic*) Définie en France comme méthode thérapeutique par l'Académie nationale de médecine. Elle dispose de principes fondamentaux, d'une terminologie et de procédures de traitement manuel qui lui sont propres.

PRINCIPES FONDAMENTAUX. Ils fondent la méthode chiropratique : une conception de la santé et de la maladie, une attention particulière à l'appareil locomoteur et à la fonction neurologique, ainsi qu'une démarche thérapeutique.

PROCEDURES CHIROPRATIQUES. Procédures de traitement propres à la méthode chiropratique ; elles comprennent une analyse des cas et des manœuvres spécifiques (ajustements). Couramment dénommées techniques chiropratiques.

PROFESSION CHIROPRATIQUE. Ensemble des chiropracteurs titulaires d'un diplôme officiel et affiliés à des organismes professionnels qui les représentent.

SUBLUXATION CHIROPRATIQUE. (angl. *chiropractic subluxation*) Dysfonctionnement articulaire défini dans le cadre des principes chiropratiques. Également dénommée complexe de la subluxation vertébrale et syndrome de la subluxation vertébrale.

Chronologie de la chiropraxie

1845 Naissance de Daniel David Palmer à Port Perry, Ontario, Canada.

1865 D.D. Palmer quitte le Canada pour les États-Unis.

1885 Il s'installe à Davenport dans l'Iowa.

1886 Il débute la pratique du magnétisme.

1895 IL FONDE LA METHODE DENOMMEE *CHIROPRACTIC*.

1897 Début de l'enseignement de la chiropraxie.

1904 En Illinois, autorisation de pratiquer donnée à deux chiropracteurs.

1908 À Davenport, B.J. Palmer, fils de D.D. Palmer, met au point une table de traitement inclinable (Hylo).
À Chicago, Illinois, premier laboratoire de dissection humaine à la National School of Chiropractic.
En Europe, début non attesté de la pratique de la chiropraxie.

1910 À Davenport, début de l'utilisation de la radiologie à la Palmer School and Cure.
Publication d'écrits de D.D. Palmer sous le titre *The Chiropractor's Adjuster. Text-Book of the Science, Art and Philosophy of Chiropractic*.

Années 1910 Élaboration des critères d'enseignement de la chiropraxie.

1913 Décès de D.D. Palmer à Los Angeles, Californie.
Première légalisation de la chiropraxie dans l'État du Kansas.

1914 Publication posthume d'écrits de D.D. Palmer sous le titre *The Chiropractor.*

1918 Mise au point de la radiographie de colonne vertébrale entière en téléradiographie.

Années 1920 En Europe, débuts attestés de la pratique de la chiropraxie. Création d'organismes professionnels.

1932 Création de European Chiropractors' Union (ECU).

1937 En Suisse, première légalisation de la chiropraxie en Europe.

1944 Aux États-Unis, création de Foundation for Chiropractic Education and Research (FCER).

À partir de 1960 Aux États-Unis, la chiropraxie est acceptée progressivement dans le système de santé.

1963 Création de National Board of Chiropractic Examiners (NBCE).

1965 Au Royaume-Uni, création du premier établissement européen d'enseignement de la chiropraxie, Anglo-European College of Chiropractic (AECC).

1974 Aux États-Unis, le Council on Chiropractic Education (CCE) est reconnu comme organisme d'agrément national (*accreditation*).
Fin du processus de légalisation de la chiropraxie.

1978 Création du périodique *Journal of Manipulative and Physiological Therapeutics*, *JMPT,* première publication chiropratique à comité de lecture.

1980 Création de Association for the History of Chiropractic (AHC).

1982 Le périodique *Journal of Manipulative and Physiological Therapeutics* est la première publication chiropratique référencée à l'*Index Medicus*.

1984 En France, création de l'Institut français de chiropratique (IFC), aujourd'hui Institut franco-européen de chiropraxie (IFEC).

1986 En Europe, création de European Council on Chiropractic Education (ECCE).

1987 Création de la Fédération internationale de Chiropratique du Sport (FICS).

1988 Création de la Fédération mondiale de chiropratique, World Federation of Chiropractic (WFC).

1995 CENTENAIRE DE LA CHIROPRAXIE.

1997 L'OMS reconnaît à la WFC le statut d'organisation non gouvernementale affiliée.

2001 Création des Councils on Chiropractic Education International (CCEI).

2002 En France, la loi n° 2002-303 du 4 mars 2002 prévoit une réglementation de la chiropraxie.

2005 L'OMS publie une étude sur l'enseignement de la chiropraxie.

2006 En Europe, création de European Academy of Chiropractic (EAC), un organisme de l'ECU.

2011 En France, le décret n° 2011-32 du 7 janvier 2011 du Ministère du travail, de l'emploi et de la santé définit la pratique de la chiropraxie.

2012 Les chiropracteurs sont enregistrés auprès des Agences régionales de santé (ARS).

2013 Décision n° 2013-94-001 du 6 mai 2013 du Ministère des affaires sociales et de la santé portant agrément de l'IFEC pour dispenser une formation en chiropraxie.

2015 Le Diplôme de chiropraxie délivré par l'IFEC est enregistré au Répertoire national des certifications professionnelles.

La chiropraxie en France
Références des textes réglementaires

JOURNAL OFFICIEL DE LA REPUBLIQUE FRANÇAISE
5 mars 2002 — Loi n° 2002-303 du 4 mars 2002, article 75.
9 janvier 2011 — Décret n° 2011-32 du 7 janvier 2011.
26 mars 2014 — Décret n° 2014-367 du 24 mars 2014.
26 mars 2014 — Deux arrêtés du 24 mars 2014.
25 juillet 2015 — Arrêté du 17 juillet 2015.
14 février 2018 — Décrets n° 2018-91 et n° 2018-90 du 13 février 2018. Deux arrêtés du 13 février 2018.

BULLETIN OFFICIEL, MINISTERE DES AFFAIRES SOCIALES ET DE LA SANTE, REPUBLIQUE FRANÇAISE
N° 2013/5 du 15 juin 2013 — Décision n° 2013-94-001 du 6 mai 2013 portant agrément de l'Institut franco-européen de chiropraxie pour dispenser une formation en chiropraxie.
N° 2018/2 du 15 mars 2018 — Arrêté du 13 février 2018 relatif à la formation en chiropraxie.

HAUTE AUTORITE DE SANTE, REPUBLIQUE FRANÇAISE
Avis n° 2013.0068/AC/SBPP-MSP du 11 septembre 2013 du Collège de la Haute Autorité de santé (HAS) relatif au projet de décret relatif à la formation des chiropracteurs et à l'agrément des établissements de formation en chiropraxie.

CONSEIL D'ÉTAT, REPUBLIQUE FRANÇAISE
Arrêté n° 422861 du 22 novembre 2019.

Bibliographie

Bernard (Claude), *Introduction à l'étude de la médecine expérimentale*, 1865.

Bichat (Marie François Xavier), *Recherches physiologiques sur la vie et la mort*, 1800.

Canguilhem (Georges), *La connaissance de la vie*, 1952.

Kleynhans (Andrew M.), « A Chiropractic Conceptual Framework », *Chiropractic Journal of Australia*, 1998, 28(3).

Lévi-Strauss (Claude), *Anthropologie structurale*, 1958.

Massé (Raymond), *Culture et santé publique, Les contributions de l'anthropologie à la prévention et à la promotion de la santé*, 1995.

Nathan (Tobie), *L'influence qui guérit*, 1994.

Palmer (Daniel David), *The Chiropractor's Adjuster. Text-Book of the Science, Art and Philosophy of Chiropractic*, 1910.
— *The Chiropractor*, Publication posthume de 1914.

Pichot (André), *Histoire de la notion de vie*, 1993.

Rausky (Franklin), *Mesmer ou la révolution thérapeutique*, 1977.

Rey (Roselyne), *Naissance et développement du vitalisme en France de la deuxième moitié du 18e siècle à la fin du Premier Empire*, 2000.

L'auteur

Chantal Jolliot est diplômée *Doctor of Chiropractic* de National University of Health Sciences (NUHS) et de National Board of Chiropractic Examiners (NBCE), États-Unis.
Formations complémentaires en procédures chiropratiques, en acupuncture et en homéopathie.
Joseph Janse Senior Award, National University of Health Sciences (NUHS).
Advanced Certification in Sacro-Occipital Technic, Sacro-Occipital Research Society International (SORSI).
Award of the Editorial Board of the *Chiropractic Journal of Australia.*

Chantal Jolliot est également titulaire d'un Doctorat en ethnologie de l'Université de Strasbourg.

ENGAGEMENTS PROFESSIONNELS

Pratique de la chiropraxie de 1980 à 2020. Membre de l'Association nationale française de chiropratique (ANFC) puis de l'Association française de chiropraxie (AFC) ; également de European Chiropractors' Union (ECU).
Membre du Conseil d'Administration de l'ANFC de 1982 à 1985, ; présidente de cette Association en 1985. De 1985 à 1988, membre du Conseil académique de l'Institut français de chiropratique (IFC). De 1991 à 2003, membre du Comité de Rédaction de *European Journal of Chiropractic*.

THEMES D'INTERET

Chercheur indépendant, Chantal Jolliot s'intéresse particulièrement à l'histoire des idées. Elle a consacré plusieurs publications à l'élaboration et à l'interprétation des principes de la chiropraxie.

PRINCIPALES PUBLICATIONS

La force vitale à l'ère du numérique. L'exemple de la chiropraxie, Éditions L'Harmattan, 2021.

De la chiropraxie, Méthode & profession à part entière, Éditions L'Harmattan, 2018.

La chiropraxie. Une méthode reconnue et méconnue, Éditions L'Harmattan, 2016.

La force vitale au cœur des principes de la chiropraxie, Une méthode dans l'histoire des idées et des sociétés, Éditions L'Harmattan, 2014.

"Holism in Health Care: a Powerful Notion or an Elusive Endeavor ?", *Chiropractic Journal of Australia,* 42, 2, June 2012.

"Chiropractic in France: Legal and Societal Considerations", *Chiropractic History*, 27, 1, Winter 2007.

"Vital Force: An Everlasting Notion for the Original Stance of Chiropractic", *Chiropractic Journal of Australia*, 36, 3, September 2006.

"Chiropractic and Vitalism: A Strange Conceptual Encounter", *Chiropractic History*, 25, 2, Winter 2005.

Les Notions de force vitale et d'énergie. Permanence culturelle, nécessité conceptuelle, Paris, Éditions L'Harmattan, 2003.

La chiropratique. Un aperçu de l'histoire, des principes et des applications, 2003, ISBN 2-9506083-3-7.

"The Pelvis: Biomechanics and Clinical Observations", *European Journal of Chiropractic*, 35, 1987.

Structures éditoriales du groupe L'Harmattan

L'Harmattan Italie
Via degli Artisti, 15
10124 Torino
harmattan.italia@gmail.com

L'Harmattan Hongrie
Kossuth l. u. 14-16.
1053 Budapest
harmattan@harmattan.hu

L'Harmattan Sénégal
10 VDN en face Mermoz
BP 45034 Dakar-Fann
senharmattan@gmail.com

L'Harmattan Cameroun
TSINGA/FECAFOOT
BP 11486 Yaoundé
inkoukam@gmail.com

L'Harmattan Burkina Faso
Achille Somé – tengnule@hotmail.fr

L'Harmattan Guinée
Almamya, rue KA 028 OKB Agency
BP 3470 Conakry
harmattanguinee@yahoo.fr

L'Harmattan RDC
185, avenue Nyangwe
Commune de Lingwala – Kinshasa
matangilamusadila@yahoo.fr

L'Harmattan Congo
67, boulevard Denis-Sassou-N'Guesso
BP 2874 Brazzaville
harmattan.congo@yahoo.fr

L'Harmattan Mali
ACI 2000 - Immeuble Mgr Jean Marie Cisse
Bureau 10
BP 145 Bamako-Mali
mali@harmattan.fr

L'Harmattan Togo
Djidjole – Lomé
Maison Amela
face EPP BATOME
ddamela@aol.com

L'Harmattan Côte d'Ivoire
Résidence Karl – Cité des Arts
Abidjan-Cocody
03 BP 1588 Abidjan
espace_harmattan.ci@hotmail.fr

Nos librairies en France

Librairie internationale
16, rue des Écoles
75005 Paris
librairie.internationale@harmattan.fr
01 40 46 79 11
www.librairieharmattan.com

Librairie des savoirs
21, rue des Écoles
75005 Paris
librairie.sh@harmattan.fr
01 46 34 13 71
www.librairieharmattansh.com

Librairie Le Lucernaire
53, rue Notre-Dame-des-Champs
75006 Paris
librairie@lucernaire.fr
01 42 22 67 13

www.ingramcontent.com/pod-product-compliance
Lightning Source LLC
LaVergne TN
LVHW051632071026
849535LV00009BA/3544
* 9 7 8 2 3 4 3 2 1 4 6 3 4 *